Hannah Bünemann / Michaela Fietzek / Manfred Holodynski / Reinhold Feldmann

FAS-Erste-Hilfe-Koffer

Hilfen und Tipps zur Erleichterung des Alltags mit einem alkoholgeschädigten Kind oder einem Kind mit ähnlichen Verhaltensauffälligkeiten

Die Autorinnen und Autoren

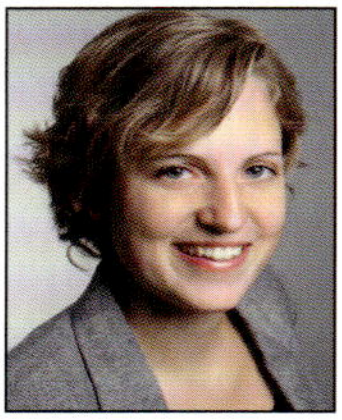

Hannah Bünemann (geb. Schmidt)
Diplom-Psychologin, arbeitet in der Ambulanz der LVR-Klinik Viersen, einer großen Kinder- und Jugendpsychiatrischen Klinik. Ausbildung zur Kinder- und Jugendlichen-Psychotherapeutin im systemischen Vertiefungsgebiet, Familientherapeutin. Forschungstätigkeit am Institut für Psychologie in Bildung und Erziehung der Universität Münster.

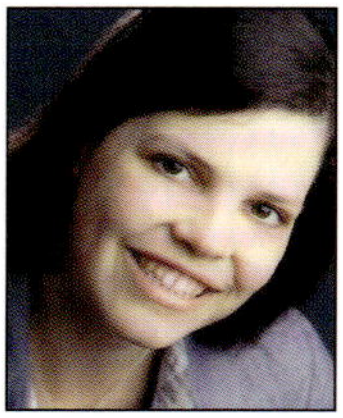

Michaela Fietzek
Diplom-Psychologin, arbeitet im Sozialpädiatrischen Zentrum Westmünsterland, Standort Coesfeld. Ausbildung zur systemischen Kinder- und Jugendlichenpsychotherapeutin, Familientherapeutin.

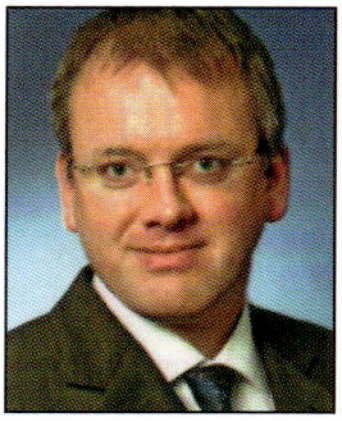

Dr. rer. medic. Reinhold Feldmann
Dipl.-Psych., Dipl.-Theol., lic.iur.can., Psychologischer Psychotherapeut. Studium in Münster und Rom, seit 1998 tätig in der Klinik und Poliklinik für Kinder- und Jugendmedizin der Universität Münster, seit 2011 zugleich Leiter der FAS-Ambulanz in Walstedde.

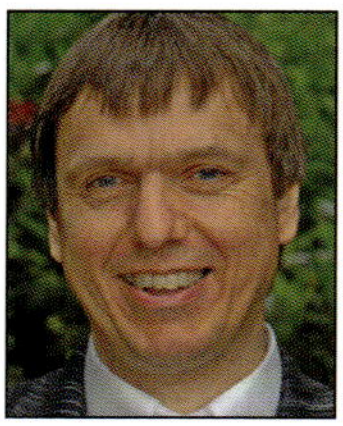

Prof. Dr. Manfred Holodynski
Professor für Entwicklungspsychologie, forscht und lehrt am Institut für Psychologie in Bildung und Erziehung an der Universität Münster. Seine Fachbereiche umfassen die Emotionsentwicklung, die Gestaltung von Bildungsprozessen im Vorschulalter sowie Klassenführung in der Grundschule. Im Auftrag des Landtages Nordrhein-Westfalen hat er eine Expertise zum Thema „Bildungsbedeutung von Eltern und Bezugspersonen für Kinder" verfasst. Er ist Autor zahlreicher Veröffentlichungen, u. a. „Emotionen – Entwicklung und Regulation".

Hannah Bünemann / Michaela Fietzek /
Manfred Holodynski / Reinhold Feldmann

FAS-Erste-Hilfe-Koffer

Hilfen und Tipps zur Erleichterung des Alltags mit einem alkoholgeschädigten Kind oder einem Kind mit ähnlichen Verhaltensauffälligkeiten

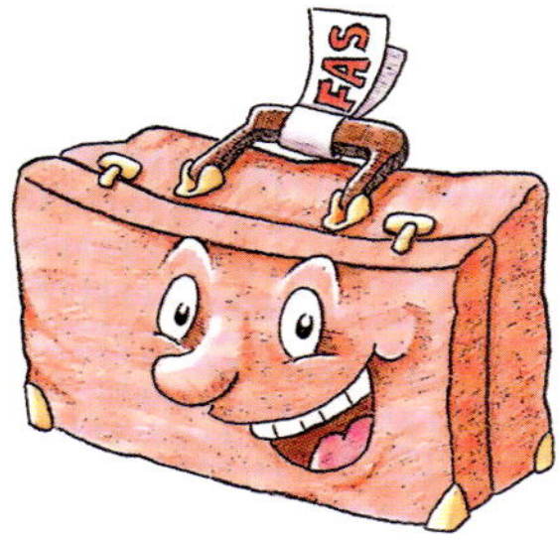

Schulz-Kirchner Verlag

Bibliografische Information der Deutschen Bibliothek

Die Deutsche Bibliothek verzeichnet diese Publikation in der Deutschen Nationalbibliografie; detaillierte bibliografische Daten sind im Internet über http://dnb.ddb.de abrufbar.

Besuchen Sie uns im Internet: www.schulz-kirchner.de

3., überarb. Auflage 2019
2. Auflage 2016
1. Auflage 2013
ISBN 978-3-8248-1002-4

Mollweg 2, D-65510 Idstein
Vertretungsberechtigte Geschäftsführer:
Dr. Ullrich Schulz-Kirchner, Martina Schulz-Kirchner
Fachlektorat: Reinhild Ferber
Lektorat: Petra Schmidtmann
Umschlagentwurf und Layout: Petra Jeck
Abbildungen/Zeichnungen:
© Alexandr, Brad Pict, Wingnut Designs – Fotolia.com (Verpackung/Umschlag)
Georg Wieborg (FAS-Koffer-Zeichnung, Bildkarten), Janna Piwowar (Bildkarten)
Druck und Bindung: Wir-machen-Druck.de
Printed in Germany

Inhaltsverzeichnis

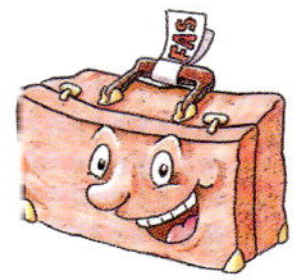

1 Einführung in den FAS-Koffer

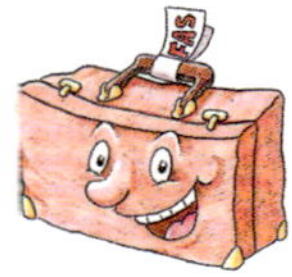

Liebe Leserin, lieber Leser,

Sie halten den **FAS-Erste-Hilfe-Koffer** in der Hand.
Sicherlich gehen Ihnen einige Fragen durch den Kopf: Was hat es mit diesem Koffer auf sich? Was kann er mir bieten? Kann er mir neue Wege im Umgang mit einem alkoholgeschädigten Kind aufzeigen? Kann ich ihn nur für Kinder mit FAS einsetzen? Was heißt hier eigentlich „Erste Hilfe"?

Mit dieser Einführung möchten wir Ihnen erste Antworten auf diese Fragen geben. Bevor Sie mit der Erkundung der verschiedenen Texte und Bildmaterialien beginnen, nehmen Sie sich bitte etwas Zeit, um die Einführung zu lesen. Sie hat das Ziel, Sie durch die verschiedenen Stationen des Koffers zu navigieren.

1.1 Entstehung des Koffers

Der FAS-Koffer wurde im Jahre 2010 entwickelt. Ausgangspunkt war die Arbeit mit Pflege- und Adoptiveltern, deren zu betreuende Kinder die Diagnose „Fetales Alkoholsyndrom" (FAS) erhalten hatten.

Konkrete Hilfen und Empfehlungen für den Umgang und das Zusammenleben mit einem Kind mit FAS sind bislang nur unter hohem Einsatz und mit Eigeninitiative der Eltern zu bekommen. Aufgrund der immer noch mangelnden Bekanntheit des Störungsbildes in vielen Fachkreisen beginnt für viele Eltern nach der Diagnose eine Zeit des Nachfragens und Ausprobierens und der Vernetzung mit anderen Familien. Nicht selten folgen auch frustrierende Misserfolge im erzieherischen Bemühen. An dieser Stelle soll der FAS-Koffer eine erste Unterstützung sein, indem er strukturierte Informationen über das Störungsbild sowie die Auswirkungen auf viele verschiedene Bereiche des alltäglichen Lebens vermittelt. „Erste Hilfe" ist also, anders als bei geläufigen Erste-Hilfe-Koffern in der medizinischen Versorgung, nicht als Notfallversorgung zu verstehen (erst dann, „wenn es brennt"), sondern im Sinne einer ersten ausführlichen Bekanntmachung mit der Störung und den damit möglichen Umgangsweisen (also, „bevor es brennt").

Bei der Entwicklung des Koffers wurde einerseits auf einschlägige deutsche und internationale Literatur über das Fetale Alkoholsyndrom zurückgegriffen, andererseits bei erfahrenen Betreuungspersonen nachgefragt, wie diese mit verschiedenen kritischen Situationen des Alltags umgehen, um dadurch auch wertvolle „Alltagserfahrungen" integrieren zu können. Das Ergebnis ist eine Sammlung aus Texten und Bildmaterialien, die im Rahmen von zwei Forschungsarbeiten an der Westfälischen Wilhelms-Universität Münster in Kooperation mit der FAS-Ambulanz des Universitätsklinikums Münster von Familien erprobt und wissenschaftlich evaluiert wurde. Auf den Ablauf und die Ergebnisse dieser Untersuchung wird nachfolgend noch näher eingegangen.

1.2 Ziele und Zielgruppen des Koffers

Der FAS-Koffer hat zum Ziel, Familien, die ein Kind mit FAS haben, Hilfen und Lösungsideen für schwierige Situationen anzubieten. Dadurch richtet er sich gleichzeitig auch an Fachkräfte (Ärzte, Psychologen, Pädagogen, Sozialarbeiter, Mitarbeiter des Jugendamtes etc.), welche professionell mit betroffenen Kindern und ihren Familien zusammenarbeiten, und soll ihnen ein vertieftes Verständnis für das Störungsbild sowie Materialien für ihre Arbeit liefern.

Der Schwerpunkt des Koffers liegt auf Situationen im häuslichen Alltag. Der Koffer enthält konkrete Problembeschreibungen und Lösungsansätze für häufig auftretende Probleme in zwölf verschiedenen Alltagsbereichen und ist für Kinder im Vor- und Grundschulalter zwischen vier und elf Jahren entwickelt. Sollten Sie ein älteres Kind oder einen Jugendlichen betreuen, werden Sie einige wichtige Aspekte (weiterführende Schule, Ausbildung, Abgrenzung, Finanzen, Sexualität etc.) vermissen. Dennoch können auch für Sie viele Inhalte und Methoden des Koffers von Nutzen sein, eventuell in modifizierter Form. Probieren Sie es aus!

Wie bereits im Titel des Koffers impliziert, können auch Eltern von Kindern mit ähnlichen Verhaltensauffälligkeiten, die aber eine andere Ursache haben, von den Tipps und Hilfsideen profitieren. Hier muss natürlich individuell überprüft werden, welche der beschriebenen Verhaltensauffälligkeiten bei Ihrem Kind zutreffend sind und in welchem sie sich eventuell von einem Kind mit FAS unterscheiden. Mit ähnlicher Flexibilität sollten dann die vorgeschlagenen Umgangsweisen angewandt werden.

1.3 Behandlungskonzept

Bei dem Fetalen Alkoholsyndrom handelt es sich um eine lebenslange Behinderung des Kindes. Der effektivste Weg, mit dieser Behinderung umzugehen, ist daher, die Umwelt so anzupassen, dass das Kind besser mit seiner Beeinträchtigung zurechtkommt. Der FAS-Koffer soll Ihnen helfen, die Umgebung Ihres Kindes auf seine Bedürfnisse auszurichten. Stellen Sie sich dies so vor, als ob Sie einem Blinden die Braille-Schrift beibringen, einem Gehörlosen die Gebärdensprache vermitteln oder einem gehbehinderten Menschen einen Rollstuhl zur Verfügung stellen. Sie werden merken, dass diese Sichtweise nicht nur hilft, viele schwierige Situationen aufzulösen, sondern auch eigene Erwartungen anzupassen.

1.4 Inhalte und Möglichkeiten der Nutzung

Der Koffer besteht aus zwölf Themenbereichen, die Sie in Form von Elternkarten im FAS-Koffer finden. Jeder Bereich ist so aufgebaut, dass Sie zunächst Informationen darüber erhalten, warum dieser Bereich für die betroffenen Kinder schwierig ist und worin genau die Schwierigkeiten bestehen. Anschließend finden Sie praxisnahe Tipps, was Sie tun können, um Ihr Kind zu unterstützen und die Belastung für alle Familienmitglieder zu reduzieren. Zudem gibt es zu den einzelnen Themen weiterführende Hilfen, z. B. Bildmaterial.

Kinder mit FAS sind sehr unterschiedlich. Abhängig vom Ausmaß der Alkoholschädigung, dem Temperament des Kindes und seinen Erfahrungen reagiert es auf seine Umwelt individuell verschieden. So können dem einen Kind Lebensbereiche Probleme bereiten, in denen das andere Kind keine Auffälligkeiten zeigt. Nicht jeder Bereich, der im FAS-Koffer enthalten ist, wird demnach für Sie und Ihr Kind relevant sein. Bei der Anwendung des Koffers können Sie aus einem breiten Spektrum an schwierigen Alltagssituationen auswählen und passend für Ihr Kind Schwerpunkte setzen.

Der Koffer erhebt keinen Anspruch auf Vollständigkeit. Vielmehr kann er von Ihnen laufend erweitert und ergänzt werden. Bei allen Tipps ist Ihre Kreativität gefragt. Oft werden Sie verschiedene Maßnahmen ausprobieren müssen, um herauszufinden, was Ihrem Kind gut tut und was Sie am meisten entlastet. Bauen Sie dabei auch auf Ihren eigenen Erfahrungen auf. Entwickeln Sie Ideen weiter und passen Sie diese an Ihre Wohnsituation an. Bedenken Sie dabei, dass es einige Zeit dauert, bis sich Ihr Kind an Veränderungen gewöhnt.

MERKE

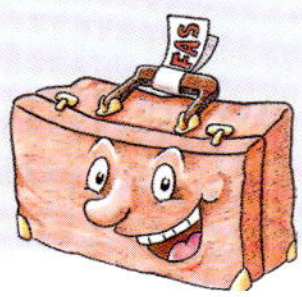

Einige Informationen tauchen immer wieder auf. Viele Tipps können in mehreren Bereichen helfen. Wichtige Grundsätze für den Umgang im Alltag werden deshalb bewusst in den verschiedenen Teilen des Koffers wiederholt.

1.5 Ergebnisse der wissenschaftlichen Evaluation

Wie bereits angesprochen wurde der FAS-Koffer evaluiert, das heißt in einer empirischen Untersuchung auf seine Wirksamkeit geprüft (Fietzek, 2011; Schmidt, 2011). Dies ist wichtig, um mögliche positive Effekte einer Intervention von zufälligen Effekten abzugrenzen und damit nachweisen zu können, dass die Nutzung des Koffers etwas bewirkt.

Die Stichprobe der Untersuchung umfasste die (Pflege-)Eltern von 72 Kindern, davon 37 Mädchen und 35 Jungen. Das Alter der Kinder variierte zum Zeitpunkt der ersten Messung zwischen 5 und 11 Jahren. Es wurde ein Design mit vier Messzeitpunkten gewählt, bei dem die Familien zufällig auf eine Experimentalgruppe (EG) und eine Wartekontrollgruppe (KG) verteilt wurden. Die EG erhielt den FAS-Koffer von Beginn an, die KG bekam ihn erst fünf Wochen später. Durch dieses Design konnte überprüft werden, ob durch den Koffer hilfreiche Veränderungen in Gang gesetzt werden konnten, ohne die Kontrollgruppe von der Förderung auszuschließen (siehe Abbildung 1).

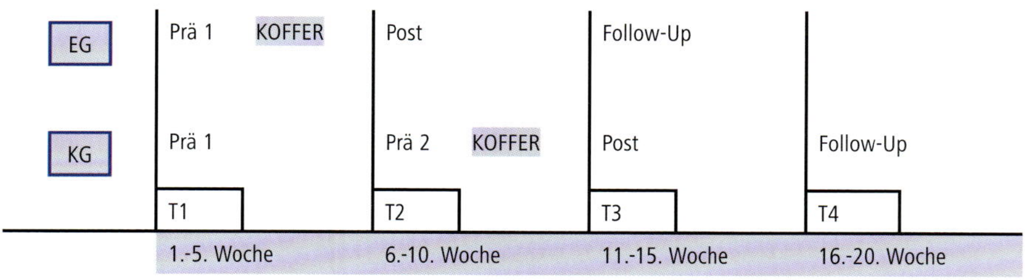

Abb. 1: Wartekontrollgruppendesign der Evaluationsstudie

Die gesamte Untersuchungsphase erstreckte sich über einen Zeitraum von 20 Wochen, in denen die teilnehmenden Familien Zeit hatten, den Koffer zu erproben und per Fragebogen zu vier Messzeitpunkten Auskunft über die folgenden Bereiche zu geben: Wissen über FAS, elterliche Belastung, kindliche Selbstständigkeit, Zufriedenheit mit dem Koffer.

Folgende Fragen sollten durch die Untersuchung beantwortet werden:

1. Berichten die Eltern der EG nach Nutzung des FAS-Koffers über einen größeren Wissensstand zum Thema Fetales Alkoholsyndrom als die Eltern der KG (die in dieser Zeit den Koffer nicht genutzt haben)?
2. Schätzen die Eltern der EG ihre Belastung nach Nutzung des FAS-Koffers niedriger ein als die Eltern der KG (die in dieser Zeit den Koffer nicht genutzt haben)?
3. Wie beurteilen die Eltern der EG die Selbstständigkeit ihres Kindes nach Nutzung des FAS-Koffers im Vergleich zu den Eltern der KG (die in dieser Zeit den Koffer nicht genutzt haben)?
4. Wie hoch ist die Zufriedenheit der Eltern mit dem FAS-Koffer insgesamt?

Die Ergebnisse zeigten einen positiven Effekt des FAS-Koffers auf das Leben von Familien mit einem alkoholgeschädigten Kind. Dazu gehören unter anderem ein höherer Wissensstand über das Störungsbild FAS nach der Nutzung des Koffers in der Selbsteinschätzung der Eltern sowie eine merkliche Verbesserung der Selbstständigkeit der Kinder. Zudem berichteten die Eltern durchgehend über eine hohe Zufriedenheit mit dem Koffer (Fietzek, 2011; Schmidt, 2011). Die Belastung der Eltern konnte nicht gesenkt werden – dies kann aber durch den erheblichen Aufwand in Bezug auf die Teilnahme an der Untersuchung erklärt werden (Ausfüllen von Fragebögen, Protokollierung der eingesetzten Materialien etc.) und sollte sich über einen längeren Zeitpunkt eher zugunsten des FAS-Koffers entwickeln. Langzeituntersuchungen dazu stehen noch aus.

Neben den positiven Ergebnissen der Befragung zeigen vor allem freie Kommentare der Familien, dass sie viel von der Nutzung des Koffers profitiert haben. Beispiele für einige Kommentare:

> *„Ich habe noch nie so viel und genau über FAS Bescheid gewusst wie jetzt. Ich glaube, ich kann mich durch die Aufklärung und den Koffer jetzt besser auf unsere Tochter einlassen und damit umgehen."*

> *„Der FAS-Koffer ist toll, um den Alltag mit einem von FAS betroffenen Kind gut zu strukturieren. Da unsere Kinder viel Unruhe in sich haben und das auch an ihre Umwelt/Familie weitergeben, hilft der Koffer auch der Familie, sich insgesamt zu strukturieren. Das empfinde ich als stark entlastend."*

„Den FAS-Koffer muss man in der Situation und im Laufe der Zeit immer wieder neu für sich entdecken und neu einsetzen. Die vielfältigen Möglichkeiten können nur Stück für Stück in einem Familienalltag mit vielen Kindern eingebaut, umgesetzt und befolgt werden. Er ist gut geeignet für die Arbeit über einen langen Zeitraum."

„Für Pflegeeltern, die ein Kind mit FAS übernehmen, sollte dieser Koffer zur Grundausstattung gehören."

In diesem Sinne wünschen wir Ihnen viel Spaß und Erfolg beim Erkunden des FAS-Koffers und Ausprobieren der Tipps!

Die Autorinnen und Autoren

Hannah Bünemann
Michaela Fietzek
Manfred Holodynski
Reinhold Feldmann

2 Theoretischer Teil

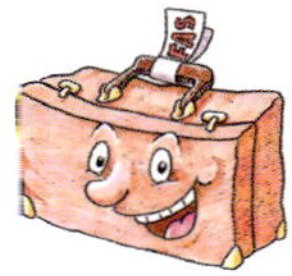

2.1 Das Fetale Alkoholsyndrom (FAS)

Vor einiger Zeit hat Ihr (Pflege-)Kind die Diagnose „Fetales Alkoholsyndrom" erhalten. Sicherlich haben Sie sich seitdem viel mit dieser Erkrankung und ihren Folgen auseinandergesetzt. Vielleicht sind bei Ihnen trotzdem, vor allem im täglichen Kontakt mit Ihrem Kind, einige Fragen offengeblieben. Die meisten Informationen, die man über die Alkoholschädigung findet, beziehen sich auf sichtbare Veränderungen – die typischen Merkmale im Gesicht eines Kindes mit FAS, körperliche Fehlbildungen etc. Die Verhaltensauffälligkeiten werden dabei oft nur nebenbei erwähnt.

Was ist es genau, was ein Kind mit FAS von anderen Kindern unterscheidet? Wieso hält es Regeln nicht ein, wieso bekommt es Wutanfälle, wieso kann es nicht angemessen mit anderen Kindern umgehen? Welche Verhaltensweisen sind auf seine Erkrankung zurückzuführen, welche sind vielleicht Sturheit oder Verweigerung?

Bevor Sie sich im praktischen Teil des FAS-Koffers mit konkreten Alltagsproblemen von Kindern mit FAS befassen werden, erfolgt zunächst ein Überblick über das Störungsbild.

2.1.1 Wie lässt sich das Fetale Alkoholsyndrom beschreiben?

Das Fetale Alkoholsyndrom bezeichnet im Allgemeinen die vorgeburtliche Schädigung eines Kindes durch Alkoholkonsum der Mutter während der Schwangerschaft. Alkohol wirkt dabei als Gift, das durch die Plazenta gelangt und dort das heranwachsende Kind direkt schädigt (Feldmann, 2012). Die Schädigung, die dabei entstehen kann, sieht jedoch nicht bei jedem Kind gleich aus. Manchen Kindern steht die Alkoholschädigung buchstäblich ins Gesicht geschrieben, andere Kinder sehen „ganz normal" aus, alle zeigen aber die gleichen Verhaltensauffälligkeiten.

Viele Faktoren beeinflussen die Wirkungsweise des Alkoholkonsums der Mutter und die Schädigung des Kindes. Generell steigt die Wahrscheinlichkeit, ein betroffenes Kind zu bekommen, je mehr Alkohol die Mutter trinkt. Ein weiterer Faktor ist der Zeitpunkt in der Schwangerschaft, an dem die Mutter Alkohol zu sich nimmt. Im ersten Trimester (Woche 1-12) werden die Organe (v. a. Herz, Niere, Leber) und das Gesicht des Fötus ausgebildet. Wenn in dieser Zeit Alkohol getrunken wird, können also vor allem körperlich sichtbare Schäden entstehen. Organe funktionieren dann nicht richtig und das Kind zeigt sichtbare Auffälligkeiten im Aussehen, vor allem im Gesicht (mehr dazu im Abschnitt über das äußere Erscheinungsbild). Im zweiten Trimester

der Schwangerschaft (Woche 13-28) wird vor allem das Wachstum des Kindes beeinflusst. Das Kind bleibt dadurch klein und nimmt nur langsam an Gewicht zu, sowohl im Mutterleib als auch nach der Geburt. Der Aufbaustoffwechsel (Umwandlung von Nahrungsstoffen in körpereigene Substanzen) ist langfristig verändert.
Das Gehirn entwickelt sich während der gesamten Schwangerschaft. Vor allem im zweiten und dritten Trimester wird es ausgeformt. Viele Gehirnzellen werden gebildet und komplexe Verschaltungen zwischen den Zellen entstehen. Alkoholkonsum während dieser Zeit betrifft also direkt die Gehirnzellen und führt dazu, dass diese später nicht richtig funktionieren und das Kind Verhaltensauffälligkeiten zeigt.
Je nachdem, *wann* und *wie viel* Alkohol die Mutter also während der Schwangerschaft getrunken hat, kann das Kind unterschiedlich stark betroffen sein.

Dies ist auch der Grund, warum man so viele verschiedene Namen für diese Störung findet: Als Überbegriff für jegliche Folgen vorgeburtlichen Alkoholkonsums wird international der Begriff *Fetale Alkoholspektrumstörungen (Fetal Alcohol Spectrum Disorder*, FASD) verwendet. Laut den aktuellen Leitlinien der AMWF (Stand 01.02.2016) zur Diagnostik der Alkoholspektrumstörungen werden neben dem Vollbild FAS drei weitere Diagnosen unterschieden: Kinder, die FAS diagnostiziert bekommen, zeigen ein vermindertes Wachstum, Auffälligkeiten im Gesicht sowie Auffälligkeiten des zentralen Nervensystems (kognitive, emotionale und soziale Entwicklungsverzögerungen). Zudem sollte der Alkoholkonsum der Mutter während der Schwangerschaft bekannt sein; auch ohne darüber vorliegende Informationen kann die Diagnose bei einer starken Ausprägung in den anderen drei Bereichen gestellt werden. Die Diagnose partielles FAS (pFAS) wird vergeben, wenn sowohl Auffälligkeiten im Gesicht sowie Auffälligkeiten des ZNS vorliegen und der Alkoholkonsum der Mutter während der Schwangerschaft gesichert oder wahrscheinlich ist. Die Diagnose alkoholbedingte entwicklungsneurologische Störung (alcohol related neurodevelopmental disorders, ARND) sollte gestellt werden, wenn der Alkoholkonsum der Mutter während der Schwangerschaft gesichert ist und das Kind deutliche ZNS-Auffälligkeiten zeigt. Mit den Diagnosen pFAS und ARND geht nicht ein geringerer Schweregrad der Beeinträchtigung einher, die Probleme im Bezug auf das alltägliche Leben sind ähnlich (Feldmann et al., 2007).
Der Titel „FAS-Erste-Hilfe-Koffer" wurde gewählt, da in der Praxis häufig nicht zwischen den verschiedenen Formen der Alkoholschädigung unterschieden wird und FAS wohl der bekannteste Begriff hierfür ist. Die im Koffer enthaltenen Hilfestellungen sind sowohl für Kinder mit FAS als auch für diejenigen mit pFAS sowie ARND geeignet. Darüber hinaus können auch Eltern von Kindern mit Verhaltensauffälligkeiten einer anderen Ursache von vielen der enthaltenen Tipps profitieren.

FAS wird oft auch als *„unsichtbare Behinderung"* bezeichnet, da man den Kindern die Erkrankung nicht immer ansieht oder sofort anmerkt. Viele von ihnen sind wortgewandt, sehr hilfsbereit, freundlich und lieb. Dies kann die großen Probleme, die sie durch ihre Gehirnschädigung haben, kaschieren. Vielleicht haben auch Sie schon mal Sätze gehört wie: *„Ihr Kind muss nur mal richtig erzogen werden!"* oder *„Ihr Kind ist doch so nett, mit ein bisschen Liebe und Konsequenz gibt sich das schon alles!"*
Dies frustriert, denn sicherlich geben Sie sich viel Mühe mit Ihrem Kind. Und es ist schlichtweg falsch!

MERKE

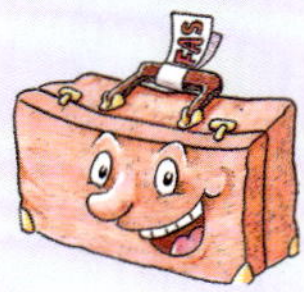

Bei FAS handelt es sich um eine nicht mehr rückgängig zu machende Behinderung des Kindes. Der effektivste Weg, mit ihr umzugehen, ist daher, seine Umwelt so anzupassen, dass das Kind besser mit seiner Beeinträchtigung zurechtkommen kann.

2.1.2 Wie häufig ist das Störungsbild in Deutschland?

Die Häufigkeit und Verbreitung des Fetalen Alkoholsyndroms in Deutschland sind in der Vergangenheit nicht kontrolliert untersucht worden, sondern konnten lediglich anhand internationaler Vergleichszahlen geschätzt werden. Dabei ergaben sich Werte von 5 bis 20 betroffenen Neugeborenen pro 10.000 Geburten. Das entspricht in Deutschland 600 bis 1.200 Neugeborenen pro Jahr, die ein voll ausgeprägtes FAS aufweisen. In einer neueren Untersuchung aus Deutschland werden 3 von 1000 Kindern als geschädigt angesehen, sodass insgesamt eine Geburtenzahl von ca. 2.100 Kindern pro Jahr mit dem FAS-Vollbild vermutet werden kann (Nordhues, 2012). Für die gesamte Bandbreite des FASD werden weit höhere Zahlen von bis zu 10 pro 1.000 Geburten angenommen (May & Gossage, 2001). Alkohol in der Schwangerschaft ist damit die häufigste Ursache für nicht genetisch bedingte Behinderungen in der westlichen Welt (Abel & Sokol, 1987).

MERKE

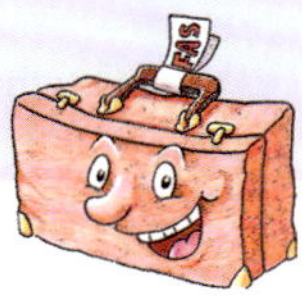

Alkohol in der Schwangerschaft ist die häufigste Ursache für nicht genetisch bedingte Behinderungen in der westlichen Welt.

2.1.3 Wie stellt sich das äußere Erscheinungsbild der Alkoholschädigung dar?

Betroffene Kinder weisen bei der Geburt unterdurchschnittliche Werte bezüglich Größe und Gewicht auf. Oftmals bleiben sie auch danach sehr klein und nehmen nur langsam an Gewicht zu. Dazu kommen Veränderungen im Kopf- und Gesichtsbereich. Charakteristisch sind hier vor allem eine ausgeprägte Mikrozephalie (kleiner Kopfumfang), schmale Lidspalten, eine schmale Oberlippe, ein kaum ausgeprägtes und oftmals verlängertes Philtrum (Rinne zwischen Nase und Mund) sowie eine Abflachung des Mittelgesichts (Tiedtke & Feldmann, 2011). Abbildung 2 gibt einen Überblick über diese und weitere für eine Diagnose entscheidende Merkmale.

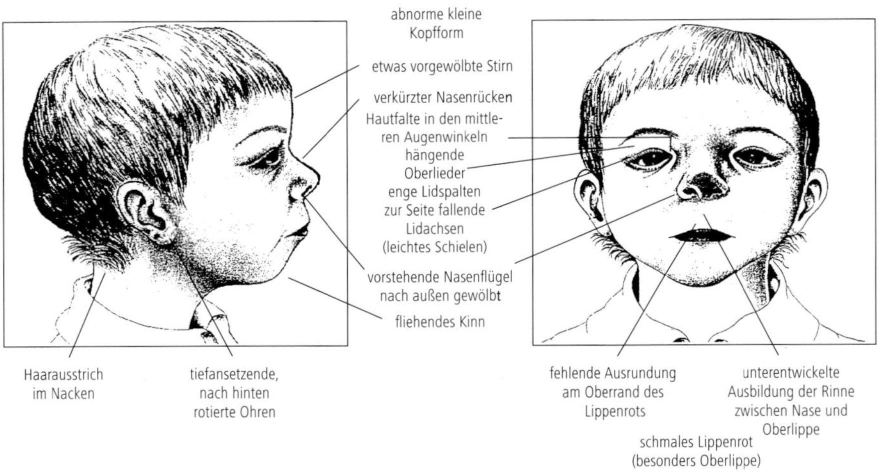

Abb. 2: Typische Merkmale im Gesicht eines Kindes mit Fetalem Alkoholsyndrom (Quelle: Löser, H. 2001): Kinder alkoholtrinkender Mütter – Folge, Pflege und Erfahrungen zur Hilfe. In: Stiftung zum Wohl des Pflegekindes (Hrsg.): 1. Jahrbuch des Pflegekinderwesens. Idstein: Schulz-Kirchner Verlag

Wichtig ist, dass man das Fetale Alkoholsyndrom nicht an Einzelmerkmalen erkennen kann, sondern an einem *spezifischen Muster* aus Wachstumsverzögerung und Veränderungen im Gesicht. Weist ein Kind z. B. eine Wachstumsverzögerung auf, nicht aber die typischen Merkmale im Gesicht, so kann nicht automatisch auf eine Alkoholschädigung geschlossen werden. Es müssen immer mehrere Auffälligkeiten zusammenkommen, damit man bei einem Kind die vorgeburtliche Schädigung benennen kann.

2.1.4 Wie wirkt sich pränataler Alkoholkonsum auf die verschiedenen Hirnfunktionen aus?

Die Alkoholschädigung zeigt sich häufig in einem *verringerten Intelligenzquotienten (IQ)*. Im Durchschnitt konnte für Kinder mit FAS ein IQ-Wert im Bereich der Lernbehinderung und leichten Intelligenzminderung nachgewiesen werden (Streissguth, Barr & Sampson, 1990). Einfache Anforderungen können damit bewältigt werden, im logischen Denken und Problemlösen zeigen Kinder mit FAS jedoch eine deutliche Beeinträchtigung. Dies erklärt, wieso sie Schwierigkeiten haben, abstrakte Zusammenhänge zu begreifen oder Regeln zu lernen. Einige betroffene Kinder verfügen über einen IQ im Normalbereich (zwischen 85 und 115), sodass ihre Beeinträchtigung nicht durch einen gängigen Intelligenztest nachgewiesen werden kann. Ein solches „normales" Testergebnis kann viele Eltern und Lehrer irritieren, passt es doch gar nicht zum problematischen Lernverhalten des Kindes in der Schule und zu Hause. Mitunter kann es sogar dazu führen, dass Eltern und deren vermeintlich „mangelnde Erziehungskompetenz" dafür verantwortlich gemacht werden, dass das Kind in der Schule nicht zurechtkommt, da es die kognitiven Voraussetzungen ja mitzubringen scheint. Lassen Sie sich hierdurch nicht verunsichern! Bei Kindern mit Fetalem Alkoholsyndrom sind es häufig eher die leichte Ablenkbarkeit und das schwierige Sozialverhalten sowie das mangelnde Verständnis sozialer Regeln im täglichen Miteinander, die es ihnen so schwer machen, im Alltag zurechtzukommen. Ganz plakativ gesagt: Die Probleme entstehen mitunter eher auf dem Schulhof als im Unterricht.

Darüber hinaus zeigen Kinder mit FAS ein *grundlegendes Defizit in ihrem Denken*, das sich in vielen verschiedenen Verhaltensweisen äußert. So wie man es von Kleinkindern kennt, bleiben sie stets in ihrer augenblicklichen Situation verhaftet und werden durch die dort vorhandenen Reize in ihrem Verhalten gesteuert. Es scheint ihnen nicht zu gelingen, sich gedanklich aus der aktuellen Situation zu lösen und eine innere Vorstellungswelt von Vergangenheit, Gegenwart, Zukunft und Fantasie aufzubauen. Kinder mit FAS verhalten sich sehr impulsiv, da ihnen keine (gedanklichen) Strategien zur Verfügung stehen, um einem spontanen Impuls zu widerstehen und stattdessen einem übergeordneten (abstrakten) Ziel oder einer Regel zu folgen. Auch können sie sich nur schwer vorstellen, was sie in der Zukunft erwartet, weil sie gedanklich nicht in der Lage sind, Gegenwart und Zukunft voneinander zu trennen. Folglich erscheint es nur logisch, dass sie in ihrem aktuellen Verhalten keinen Moment an eventuelle negative Folgen in der Zukunft denken. Ebenso werden Kinder mit FAS vielleicht eine erfundene Geschichte erzählen, beispielsweise was sie auf dem Heimweg von der Schule erlebt haben, weil sie ihre eigene Erfahrung gedanklich nicht von einer Erzählung einer Mitschülerin trennen können. Ohne absichtlich lügen zu wollen, sondern eher aufgrund eines weniger entwickelten Denkens, entstehen so Erzählungen, die nicht der Wahrheit entsprechen.

MERKE

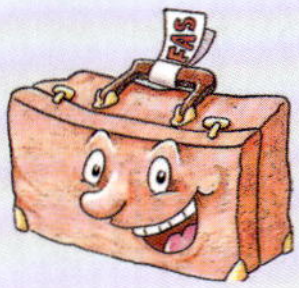

Kinder mit FAS zeigen ein grundlegendes Defizit in ihrem Denken. Es ist ihnen in der Regel nicht möglich, sich gedanklich aus der aktuellen Situation zu lösen und eine innere Vorstellungswelt aufzubauen. Dies führt in der Folge zu vielen Verhaltensauffälligkeiten.

Das beschriebene Defizit führt letztlich dazu, dass Kinder und Jugendliche mit FAS viele Dinge *nicht* können, die nachfolgend aufgelistet werden:

- **Ziele setzen, ordnen und konsequent verfolgen:** Die Kinder haben Probleme, Handlungen zu planen und Prioritäten zu setzen. Es gelingt ihnen nicht, ein übergeordnetes Ziel länger im Gedächtnis zu behalten, sodass sie sich leicht davon ablenken lassen und es aus den Augen verlieren. Sie handeln dadurch sehr reizabhängig und unorganisiert.
- **Ideen und Problemlösestrategien entwickeln:** Es fällt den Kindern schwer, neue Ideen und Problemlösestrategien zu entwickeln, um in ungewohnten Situationen angemessen reagieren zu können. Ihre Handlungen wirken dadurch einfallslos, stereotyp und häufig unangemessen.
- **Verbindung zwischen Ursache und Konsequenz herstellen:** Die Kinder verstehen nicht, dass ihre Handlungen Konsequenzen haben, und können deshalb auch nur schwer oder gar nicht aus den Konsequenzen lernen. Dies führt unter anderem dazu, dass gezieltes Belohnen als Erziehungsstrategie (so wie es häufig bei aufmerksamkeitsgestörten Kindern angewendet wird) bei vielen Kindern nicht wirksam ist, da sie die Belohnung nicht mit ihrem Verhalten in Verbindung bringen können. Das führt dazu, dass sie gleiche Fehler wiederholen. Ein gesundes Kind würde kein zweites Mal von einem hohen Klettergerüst springen, wenn es sich beim ersten Mal verletzt hatte. Bei einem Kind mit FAS könnte man dieses Verhalten durchaus beobachten, da es den Schmerz beim Aufprall auf den Boden nicht als Konsequenz seines Sprunges ansehen würde. Das von Eltern häufig berichtete risikofreudige und waghalsige Verhalten ihrer Kinder lässt sich durch ein mangelndes Lernen aus Konsequenzen und folglich aus einer schlechten Einschätzung von zukünftigen Risiken erklären.

- **Wissen von einer Situation auf andere Situationen übertragen:** Die Kinder können ihr Wissen nicht verallgemeinern und stehen dadurch jedes Mal vor einer neuen Herausforderung, wenn sie in eine neue oder ungewohnte Situation geraten. Verhalten, das sie zu Hause beherrschen, muss dadurch nicht zwangsläufig auch in der Schule funktionieren.
- **Defizite im Lang- und Kurzzeitgedächtnis:** Da bei den Kindern das Langzeitgedächtnis geschädigt ist, können sie sich Dinge nicht gut merken, vergessen Regeln und Handlungen. Sowohl die Enkodierung (das heißt das Einspeichern neuer Inhalte in das Langzeitgedächtnis) als auch der Abruf von bereits gespeicherten Inhalten aus dem Langzeitgedächtnis weisen Defizite auf. Es gibt Kinder, die ganze Unterrichtseinheiten (die Zahlen, das Alphabet, die Schreibschrift) bereits beherrscht haben, nach den Sommerferien jedoch nicht mehr in der Lage sind, sich an dieses Wissen zu erinnern.
  Das beeinträchtigte Kurzzeitgedächtnis führt vor allem dazu, dass Inhalte nicht gut präsent gehalten werden können (zum Beispiel das Behalten eines Arbeitsauftrages über einen kurzen Zeitraum). Dadurch gehen sie leicht verloren, wenn dem Kind ein neuer Reiz begegnet. Im Alltag zeigt sich dieses Defizit vor allem in einer sehr kurzen Aufmerksamkeitsspanne, in Lernschwierigkeiten sowie der Unfähigkeit, mehrere Dinge gleichzeitig zu erledigen.
  Diese Kinder profitieren jedoch, ähnlich wie gesunde Kinder, von Wiederholungen und können dadurch ihre Erinnerungsleistung verbessern. Auch kleine Erinnerungsstützen (Bilder, Zeichen) können ihnen helfen, nicht alles so leicht zu vergessen.
- **Mangelnde Konzentrations- und Aufmerksamkeitsfähigkeit:** Die Kinder haben Schwierigkeiten, sich gegen äußere Reize abzuschirmen, und sind dadurch in ihrem Verhalten reizabhängig, d. h. schnell ablenkbar und überstimuliert. Dies führt zu Problemen in der Schule sowie bei den Hausaufgaben. Bei einigen von ihnen kommen Symptome von Hyperaktivität dazu, sie können nicht still sitzen und haben einen großen Bewegungsdrang. Diese Symptome sind ähnlich wie bei Kindern mit ADHS (Aufmerksamkeitsdefizit-/Hyperaktivitätsstörung), sodass viele Kinder mit FAS diese Diagnose erhalten.

2.1.5 Wie wirkt sich pränataler Alkoholkonsum auf die sozio-emotionale Entwicklung aus?

Neben den zahlreichen kognitiven Funktionen kann auch die soziale und emotionale Entwicklung von Kindern mit FAS beeinträchtigt sein. Oftmals führt diese Beeinträchtigung zu Verhaltensweisen, die im Alltag zu größeren Konflikten führen.

Ein häufig beschriebenes Merkmal ist die *fehlende Scheu vor unbekannten Erwachsenen und Kindern*. Schnell bezeichnen die Kinder Fremde als ihre Freunde und zeigen sich ungewöhnlich vertraut im Kontakt mit ihnen. Sie sind gutgläubig und nicht in der Lage, potenzielle schlechte Absichten ihres Gegenübers zu erkennen und sich dagegen zu schützen. Dies birgt Risiken, die in erster Linie durch eine erhöhte Aufmerksamkeit und Kontrolle der Eltern reduziert werden müssen.

Auch fällt es den betroffenen Kindern oft *schwer, die Perspektiven anderer Menschen zu übernehmen* und ein Verständnis für deren Gedanken und Gefühle zu entwickeln. So wie viele Probleme im kognitiven Bereich lässt sich auch dieses letztendlich auf eine nur unzureichend entwickelte Denkfähigkeit zurückführen. Die Kinder sind nicht in der Lage, sich gedanklich von ihrer Perspektive zu distanzieren und die einer anderen Person einzunehmen. Sie haben dadurch Schwierigkeiten, soziale Regeln zu befolgen und sich somit in sozialen Gemeinschaften zu arrangieren. Auch die eigenen Gefühle zu erkennen und adäquat mit ihnen umzugehen, ist für die Kinder (mit FAS) eine große Herausforderung.

Diese *mangelnde Fähigkeit zur Emotionsregulation* kann sich auch in heftigen Wutausbrüchen zeigen, in denen sich das Kind weder selbst noch mithilfe anderer Personen beruhigen kann. Da eigene Gefühle nicht adäquat erkannt und mit entsprechenden Strategien reguliert werden können, stauen sie sich so lange auf, bis das Kind nur noch mit einem unspezifischen Wutausbruch reagieren kann, ohne selbst zu verstehen, worüber es eigentlich wütend geworden ist. Sein Gefühlsausdruck wird als instabil beschrieben, sodass Stimmungen leicht und ohne besonderen Anlass wechseln können.

Antisoziales Verhalten wie Lügen und Stehlen wird ebenfalls häufig bei den betroffenen Kindern beobachtet. Dabei ist davon auszugehen, dass dies nicht mutwillig bzw. in böser Absicht geschieht, sondern aus mangelndem Verständnis für eigenen und fremden Besitz sowie einem lückenhaften Erinnerungsvermögen für vergangene Ereignisse, das in der Folge mit Fantasie ausgekleidet wird. Hier zeigt sich erneut das zentrale Defizit im Denken: Selbst Erlebtes, Erzähltes und Vorgestelltes kann per Gedanken nicht adäquat auseinandergehalten werden.

Viele betroffene Kinder haben aufgrund des Bewusstseins körperlicher und geistiger Unterlegenheit ein gering ausgeprägtes Selbstbewusstsein. Nicht selten können sich langfristig *emotionale Störungen wie Depressionen* entwickeln (Feldmann & Ellinger, 2012).

Insgesamt zeichnet sich ab, dass Kinder mit FAS nicht nur in ihrer Entwicklung verzögert sind, sondern in vielen Fällen nicht über einen bestimmten Status der sozialen und emotionalen Entwicklung hinauskommen. Während dies im Kindesalter noch gut durch Betreuungssysteme aufgefangen werden kann, ergeben sich große Risiken im Jugend- und Erwachsenenalter (Alex & Feldmann, 2012). Sobald die sozialen Anforderungen höher werden, fallen die Defizite der alkoholgeschädigten Kinder und Jugendlichen immer stärker ins Gewicht.

MERKE

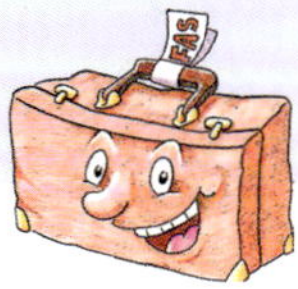

Einige Kinder mit FAS überschreiten nie die sozialen Fähigkeiten eines vier- bis sechsjährigen Kindes.

Bevor Sie sich nun weiter mit dem FAS-Koffer und seinen Inhalten vertraut machen, behalten Sie folgende Einstellungen im Kopf:

- **Haben Sie realistische Erwartungen!** Bei Ihrem Kind besteht oft ein großer Unterschied zwischen seinem tatsächlichen Alter und seinem Entwicklungsalter. So kann ein achtjähriges Kind die Welt mit den Augen eines Sechsjährigen sehen und verstehen. Dies ist der Grund, wieso Ihr Kind lieber mit jüngeren Kindern spielt: Es versteht deren Welt und fühlt sich in dieser sicher.
- **Behalten Sie die Stärken Ihres Kindes im Auge!** Davon gibt es viele – bei jedem Kind! Vielleicht hat Ihr Kind ein fröhliches Gemüt, kann gut trösten, bringt Sie zum Lachen etc. Schauen Sie hin, was Ihr Kind gut kann, und freuen Sie sich daran. Teilen Sie Ihrem Kind mit, was Ihnen gefällt und was Sie an ihm mögen.
- **Behalten Sie Ihre Stärken im Auge!** Davon gibt es sicherlich mindestens genauso viele! Und diese können Ihnen helfen, Ihr Kind mit seinen besonderen Bedürfnissen anzunehmen und zu fördern. Vielleicht sind Sie kreativ und finden immer wieder neue Lösungen, Ihrem Kind abstrakte Inhalte erfahrbar zu machen? Vielleicht haben Sie viel Humor und können über viele Situationen lachen? Entdecken Sie, was Sie gut können!

Diese Einstellungen sollen Ihnen helfen, sich mit dem Störungsbild und seinen vielfältigen Gesichtern vertraut zu machen und einen positiven Umgang damit zu entwickeln.

2.2 Zwei Säulen zur Erleichterung des Alltags

Das Leben mit einem Kind mit Verhaltensauffälligkeiten stellt die ganze Familie vor Herausforderungen. Viele alltägliche Handlungen müssen eng begleitet werden, da das betroffene Kind nicht in der Lage ist, sie selbstständig auszuführen. Das kostet viel Zeit, Geduld und Kraft. Da gibt es die Blicke fremder Personen, die zu sagen scheinen: „Wieso haben die denn ihr Kind nicht im Griff? Da muss man als Eltern einfach mal mehr Konsequenz zeigen!" Da ist die Schule, die Erklärungen dafür sucht, warum das Kind nur schwer zurechtkommt, obwohl es doch auf den ersten Blick so wortgewandt und zugänglich erscheint. Da gibt es Geschwisterkinder, die leicht aus dem Blickfeld verschwinden, weil Eltern sich immer nur um das „schwierige" Kind kümmern und sorgen. Vielleicht gibt es auch Momente, in denen Sie als Eltern wütend vor Ihrem Kind stehen, da es sich mal wieder verweigert, obwohl es „das doch eigentlich schon kann!"

In der Literatur zum Thema „Fetales Alkoholsyndrom" finden sich viele Auseinandersetzungen mit dem familiären Klima und den darin enthaltenen stressauslösenden Bedingungen für Eltern und Kinder. Aus seiner Erfahrung mit vielen betroffenen Familien berichtet Löser (1995), dass Erwartungshaltungen von Pflege- und Adoptiveltern an ihr alkoholgeschädigtes Kind aufgrund eines mangelnden Verständnisses der Störung häufig zu hoch sind. Er nimmt an, dass ausbleibende Erfolge der eigenen pädagogischen Bemühungen zu Gefühlen des eigenen Unvermögens, des Versagens sowie einer geringeren Selbstschätzung der Eltern führen können. Olson et al. (2009) betonen ebenso, dass es für Eltern und Pflegeeltern eine große Schwierigkeit darstellt, das Fehlverhalten ihres alkoholgeschädigten Kindes nicht als mangelnden Gehorsam, sondern als Ausdruck der neurokognitiven Beeinträchtigungen zu sehen.
Sehr leicht entsteht ein Teufelskreis, wie er häufig in Familien mit einem behinderten oder verhaltensauffälligen Kind beobachtet werden kann: Das schwierige Verhalten des Kindes führt zu Belastungen und Stress aufseiten der Eltern, die dadurch ihrerseits wieder negativen Einfluss auf das Kind nehmen und seine Probleme verstärken können (Östberg & Hagekull, 2000).

Um aus diesem Teufelskreis auszubrechen oder ihn gar nicht erst entstehen zu lassen, werden im FAS-Koffer als Intervention für Familien vor allem zwei Säulen betont (siehe Abbildung 3), die ein positives Zusammenleben ermöglichen:

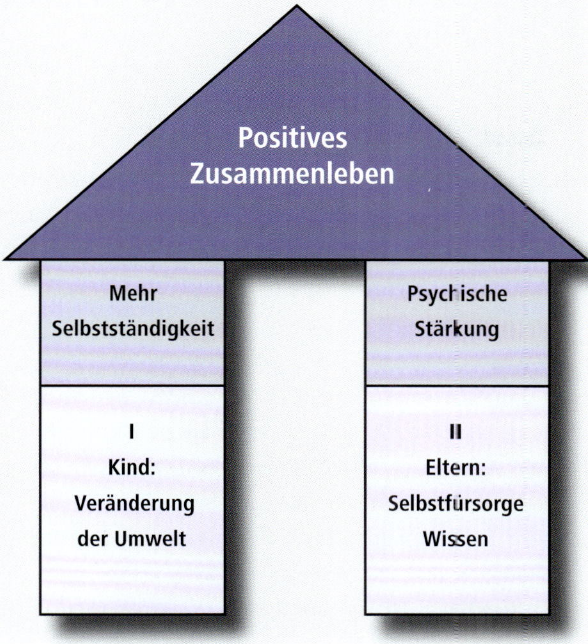

Abb. 3: Veränderungskonzept des FAS-Koffers

I. Veränderung der Umwelt des Kindes

Das Kind soll für seine Beeinträchtigung angemessene Hilfen und Unterstützung im Alltag erhalten. Führt man sich noch einmal das zentrale Defizit im Denken dieser Kinder vor Augen, so hilft es besonders, wenn alle zur Bewältigung einer Handlung benötigten Informationen und Reize in einer Situation enthalten sind. Dies kann einerseits erreicht werden, indem die Betreuungsperson das Kind begleitet und ihm alle wichtigen Informationen zur Verfügung stellt (Beispiel: Mutter steht neben ihrem Kind, während es sich die Zähne putzt, und gibt ihm eine kontinuierliche Anleitung über jeden durchzuführenden Schritt). Andererseits können Bildmaterialien verwendet werden, um so ebenfalls die nötigen Hinweise in einer Situation zu platzieren. Indem das Kind diese nutzt, kann es eine höhere Selbstständigkeit erlangen, erfährt es weniger Überforderung und kann dadurch Verhaltensprobleme reduzieren. Eine dritte Möglichkeit besteht darin, Situationen, die das Kind zu bewältigen hat, möglichst konstant zu halten, sodass sich irgendwann ein Automatismus ergibt und das Kind dadurch ebenfalls eher in der Lage sein wird, selbstständig zu handeln.

II. Selbstfürsorge und Wissen der Eltern

Durch einen erhöhten Fokus auf Ihre eigenen Grenzen und Bedürfnisse sowie geeignete Mittel, um diese zu berücksichtigen, soll Ihr Stressempfinden reduziert werden. Darüber hinaus soll das Wissen über das Störungsbild und seine Auswirkungen in verschiedenen Alltagsbereichen vermittelt werden, sodass Sie als Eltern weniger dazu neigen, die Probleme des Kindes als erzieherische Misserfolge oder Versagen anzusehen.

Besonders im Vor- und Grundschulalter, wenn das Kind noch fest in seine Familie eingebettet ist und von deren Fürsorge und Stabilität abhängt, ist es unserer Sicht nach unerlässlich, mit einer Intervention sowohl aufseiten der Eltern als auch aufseiten des Kindes anzusetzen, um langfristige Erleichterungen im gemeinsamen Alltag erzielen zu können.
Wie Sie bei der Durchsicht und Anwendung des Koffers merken werden, sind deshalb sowohl Materialien und Tipps enthalten, die sich speziell an die Kinder richten, als auch Hinweise und Erklärungen, die Ihnen helfen sollen, eine andere Sichtweise aufzubauen und sich so psychisch stärken zu können.

3 Praktischer Teil

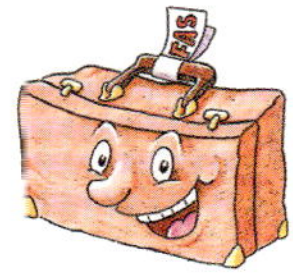

3.1 Einführung in die Benutzung des Koffers

Im praktischen Teil des FAS-Koffers erhalten Sie eine Fülle an Informationen, Erziehungstipps sowie Materialvorschlägen, die Ihnen den Umgang mit Ihrem Kind erleichtern sollen. Damit Sie diese gezielt und effizient für sich nutzen können, beachten Sie bitte die nachfolgenden Hinweise:

Setzen Sie Prioritäten!

Da Kinder sehr unterschiedlich sein können und kein Kind dem anderen gleicht, werden Sie für sich individuelle Schwerpunkte bei der Benutzung des Koffers setzen müssen. Es kann durchaus sein, dass Ihr Kind in einem oder mehreren der vorgestellten Alltagsbereiche kein Problemverhalten zeigt. Hier können Sie also Materialien ungenutzt lassen, da für diese derzeit kein Handlungsbedarf besteht. Hat Ihr Kind in vielen der enthaltenen Alltagsbereiche Schwierigkeiten, empfiehlt es sich, Prioritäten zu setzen und nicht in allen Bereichen gleichzeitig Änderungen einführen zu wollen. Stecken Sie sich kleine Ziele, die Sie jedoch kontinuierlich verfolgen können.

Seien Sie konsequent!

Versuchen Sie, neue Verhaltensweisen konsequent einzuführen. Neues Verhalten oder das Verändern alter Gewohnheiten bedeutet für jeden Menschen zunächst immer eine Anforderung und damit eine erschwerte Situation. Erst nachdem sich eine gewisse Routine eingestellt hat, kann die Veränderung Halt und Orientierung im täglichen Leben bieten. Es ist daher wichtig, sich vorher gut zu überlegen, welche Veränderungen man einführen möchte, sodass man diese dann mit der nötigen Konsequenz verfolgen kann. Dies soll folgendes Beispiel zeigen:

Entscheiden Sie sich dafür, ein Entspannungsverfahren auszuprobieren (Progressive Muskelrelaxation oder Fantasiereisen), um das Erregungsniveau Ihres Kindes zu senken und damit Wutanfälle unwahrscheinlicher zu machen, so kann dies nur dann eine Wirkung zeigen, wenn Sie Ihrem Kind regelmäßig solche Entspannungsphasen anbieten. Entspannung ist erlernbar, doch dafür braucht es regelmäßige Zeiten des Übens und des angeleiteten Entspannens, bevor sich auch eine allgemeine Entspannung im Alltag entwickeln kann. Versuchen Sie deshalb zum Beispiel, pro Woche an einem festgelegten Tag mit Ihrem Kind ein Entspannungsverfahren zu üben, und tun Sie dies über einen Zeitraum von mehreren Wochen.

Geben Sie neuen Verhaltensweisen Zeit!

Viele der Empfehlungen beziehen sich auf Veränderungen, die langfristig angelegt werden müssen, da sich das Kind erst an diese gewöhnen muss und eher lang- als kurzfristig von den neuen Regeln und Routinen profitieren wird. Überfordern Sie Ihr Kind nicht und geben Sie sich Zeit, damit die neuen Verhaltensweisen ihre Wirkung entfalten können.

Entwickeln Sie Ideen weiter!

Beachten Sie, dass die im Koffer enthaltenen Materialien in erster Linie als Vorschläge zu verstehen sind. Sie sollen dazu einladen, weiterentwickelt oder auf den individuellen Fall angepasst zu werden. Zur Veranschaulichung dient das folgende Beispiel:

Der FAS-Koffer beschreibt die Idee, einen Tagesplan aufzuhängen, in dem jeden Tag die Termine des Kindes in Form von Bildern dargestellt werden. Dieser Plan soll für das Kind gut sichtbar aufgehängt werden, sodass es immer wieder nachschauen kann, was zum Beispiel nach dem Mittagessen geplant ist. Als Beispielmaterialien sind Bildkarten für Schule, Essen, Schlafen, Arztbesuch und Spielzeit enthalten. Natürlich wird Ihr Kind weitere Tätigkeiten haben, für die es Bilder benötigt, zum Beispiel Therapien, Hobbys etc. Entwerfen Sie selbst (evtl. zusammen mit Ihrem Kind) Bilder, die für diese Tätigkeiten stehen können, und integrieren Sie diese in den Tagesplan. Sie können auch mit Fotos arbeiten, wenn Ihr Kind besser auf realitätsgetreue als auf symbolische Bilder reagiert.

3.2 Glückliche Eltern – glückliche Kinder

Versuchen Sie, frühzeitig und dauerhaft auch für sich selbst zu sorgen! Je zufriedener Sie selbst sind, desto positiver können Sie auch Ihrem Kind entgegentreten.

Sie kennen das sicherlich auch: Momente, in denen Sie nicht mehr weiter wissen, wie Sie mit Ihrem Kind umgehen sollen. Momente, in denen Sie sich erschöpft und ratlos fühlen. Momente, in denen Sie sich eine Pause wünschen.

Ein Kind mit einer Alkoholschädigung zu erziehen, stellt eine große Herausforderung und Belastung für viele Eltern dar. Durch den hohen Betreuungsaufwand, den die betroffenen Kinder ihren Bezugspersonen abverlangen, bleibt oft nur wenig Zeit für das eigene Wohlbefinden. Ständig braucht das Kind Unterstützung und Kontrolle. Immer wieder gibt es Probleme, sei es zu Hause, in der Schule oder mit anderen Kindern. Da muss der nächste Wutanfall beruhigt werden, die nächste Hausaufgabensituation hinter sich gebracht werden, die nächste Auseinandersetzung mit der Schule geführt werden.
Weil Kinder mit FAS in vielen Lebensbereichen hilfsbedürftig sind, neigen viele Eltern dazu, ihre eigenen Bedürfnisse hinter die ihres Kindes zurückzustellen. Sie versuchen, immer das Beste für ihr Kind zu geben. Es bleibt kaum Zeit, eigenen Hobbys nachzugehen und eine ruhige Zeit mit der Partnerin/dem Partner zu verbringen. Viele Eltern berichten darüber, dass die Situation zu Hause fast immer angespannt ist.

Sorgen Sie dafür, dass es Ihnen gut geht und Sie genügend Zeit für Ihre eigenen Bedürfnisse finden. Suchen Sie sich Unterstützung bei der Betreuung Ihres Kindes. Halten Sie Kontakt zu Menschen, die Ihre Situation kennen und verstehen können. Versuchen Sie außerdem, sich keine Vorwürfe zu machen, wenn der Umgang mit Ihrem Kind schwierig ist. Erweitern Sie Ihr Wissen über FAS, um leichter mit dieser Erkrankung umgehen zu können.

Konkrete Tipps für Ihr eigenes Wohlbefinden

- **Informieren Sie sich über die Erkrankung Ihres Kindes.**
  Auch wenn dafür im Alltag wenig Zeit bleibt, kann ein tiefes Verständnis von FAS und dessen Folgen sehr hilfreich und entlastend für Sie sein. Sie können so viele Verhaltensweisen Ihres Kindes besser verstehen, ohne an Ihrem eigenen Erziehungsverhalten zu zweifeln. Viele Probleme werden auf einmal leichter einzuordnen sein, sodass Sie sich selbst viel Druck nehmen können.
- **Suchen Sie den Austausch mit anderen Eltern betroffener Kinder.**
  Knüpfen Sie Kontakte mit Elternverbänden oder Selbsthilfegruppen (s. S. 39). Suchen Sie Verständnis, Entlastung und neue Ideen von Menschen, die ähnliche Probleme mit ihren Kindern haben wie Sie.
- **Nehmen Sie das Verhalten Ihres Kindes nicht persönlich.**
  Machen Sie sich immer wieder bewusst, dass es Ausdruck seiner Erkrankung ist, wenn Ihr Kind wütend ist oder sich falsch verhält. Beziehen Sie dies nicht auf sich und Ihre Erziehungskompetenz.
- **Akzeptieren Sie es, wenn Sie frustriert, sauer oder traurig über das Verhalten Ihres Kindes sind.**
  All dies sind natürliche Gefühle, die hochkommen, wenn man schwierige Situationen erlebt. Fühlen Sie sich deshalb nicht schuldig!
- **Halten Sie Erwartungen an sich selbst realistisch.**
  Erwarten Sie nicht, dass Sie alles für Ihr Kind tun können. Tun Sie, was Sie können, holen Sie sich Hilfe und Unterstützung bei dem, was Sie nicht können!
- **Führen Sie sich immer wieder die positiven Eigenschaften Ihres Kindes vor Augen.**
  Viele Kinder mit FAS sind außerordentlich hilfsbereit, liebevoll oder humorvoll. Sie haben besondere Talente, z. B. kreative oder sportliche Begabungen. Lenken Sie Ihren Blick auf die Potenziale Ihres Kindes, wenn Sie wegen seiner Probleme frustriert sind. Schärfen Sie Ihren Blick dafür, was gut läuft, auch wenn es manchmal schwerfällt, das zu sehen.
- **Richten Sie sich Zeiten ohne Ihr Kind ein.**
  - Schon ein Spaziergang oder ein Abend im Kino können helfen, Gedanken zu sortieren und neue Kräfte zu sammeln.
  - Finden Sie einen Babysitter für Ihr Kind (eine Person, die mit den speziellen Bedürfnissen Ihres Kindes umgehen kann).

- Suchen Sie nach speziellen Ferienfreizeiten für Ihr Kind (z. B. über den Elternverband FASD Deutschland).
- Versuchen Sie mehrere Bezugspersonen für Ihr Kind zu haben, die sich abwechseln und so die Belastung teilen können. Dies kommt auch Ihrem Kind zugute.

- **Verbringen Sie Zeit mit Ihrem Partner und Ihren anderen Kindern.**
  Planen Sie feste Verabredungen pro Woche mit Ihren Familienmitgliedern ein, damit die Zeit mit diesen wichtigen Menschen ebenfalls nicht zu kurz kommt. Auch für die Geschwisterkinder ist es sehr wichtig, Zeit mit Ihnen alleine zu verbringen.
- **Sorgen Sie für Ihr eigenes Wohlbefinden.**
  - Versuchen Sie, sich Zeit für Ihre Hobbys und Freunde zu nehmen.
  - Versuchen Sie, genügend Schlaf zu bekommen.
  - Probieren Sie Entspannungsverfahren aus. Mit etwas Übung können Sie diese überall und zu jeder Tageszeit anwenden, um den Alltagsstress ein wenig hinter sich zu lassen und sich auf Ihr körperliches und seelisches Wohlbefinden zu konzentrieren.
  - Behalten Sie einen Sinn für Humor. Lachen Sie
- **Gehen Sie offen mit der Diagnose Ihres Kindes um.**
  Klären Sie Ihr Umfeld über die Alkoholschädigung und deren Folgen auf. Viele Eltern fürchten, dass ihrem Kind dadurch eine Art „Stempel" aufgedrückt wird. In erster Linie kann jedoch vor allem Verständnis der Mitmenschen für das schwierige Verhalten des Kindes erreicht werden. Außenstehende können viele Verhaltensweisen besser einordnen, sodass sie anders auf Ihr Kind reagieren können. Ihr Kind erfährt dadurch mehr Anerkennung und Erfolge. Darüber hinaus werden Ihnen als Eltern dadurch eventuell weniger Kritik und Skepsis an Ihrem Erziehungsstil entgegengebracht. Machen Sie die „unsichtbare Behinderung" Ihres Kindes sichtbar und nachvollziehbar!

3.3 Die Elternkarten

Der FAS-Koffer enthält Informationen in Form von Elternkarten über zwölf Alltagsbereiche, in denen sich häufig Probleme im Zusammenleben mit einem alkoholgeschädigten Kind zeigen. In jedem Alltagsbereich werden zunächst Anforderungen und Probleme eines alkoholgeschädigten Kindes vorgestellt und vor dem Hintergrund der hirnorganischen Beeinträchtigungen erklärt. Danach werden Verhaltensempfehlungen und Tipps aufgelistet, die den Umgang mit typischen Problemsituationen erleichtern können. Außerdem wird auf die Materialien (z. B. Bildkarten) verwiesen, die im Koffer enthalten sind, und ihre Einsatzbereiche werden erläutert. Bitte beachten Sie, dass nicht zu jedem Alltagsbereich Bildkarten vorliegen.

3.4 Verzeichnis der Elternkarten und Bildmaterialien

1 Routinen

Material	Beschreibung
Bildkarten für den Tagesplan (1-1 bis 1-6)	Der Tagesplan zeigt dem Kind, was heute alles passiert. Basteln Sie selbst einen Plan, der Ihrer Tageseinteilung entspricht. Dann können Sie jeden Tag die kleinen Bildkarten befestigen für die Situationen, die bevorstehen (Essen, Zwischenmahlzeit [Obst], Schule, Arzt, Spielzeit, Schlafen). Erweitern Sie die Karten, indem Sie solche hinzufügen, die für Ihr Kind individuell zutreffen (z. B. Übermittagsbetreuung, Besuch von Oma).
Countdown-Karten Blumen (1-7 bis 1-9)	Um anzukündigen, dass bald eine neue Situation beginnt, können Sie in den letzten Minuten neben Ihren mündlichen Erinnerungen zusätzlich auch die Karten zur visuellen Unterstützung verwenden. Erst drei Blumen, dann zwei Blumen, dann eine Blume, dann findet der Wechsel statt.

2 Regeln

Material	Beschreibung
Verstärkerplan (2-1)	Der Verstärkerplan motiviert das Kind dazu, Regeln einzuhalten. Selbstgewählte Symbole (z. B. Smileys) verdeutlichen ihm visuell, wenn es Regeln eingehalten hat. Anschließend erhält das Kind durch die so gesammelten „Punkte" Belohnungen, die zuvor mit den Eltern gemeinsam abgesprochen wurden.

3 Kommunikation

→ nur Elternkarte, kein Bildmaterial

4 Gestaltung der Wohnung / Ordnung

Material	Beschreibung
Bildkarten Jacke, Mütze, Schal, Handschuhe, Schuhe, Schulranzen (4-1 bis 4-6)	Diese Bildkarten bringen Sie dort an, wo Ihr Kind die entsprechenden Kleidungsstücke verstauen soll.

5 Anziehen

Material	Beschreibung
Bilderreihe Anziehen: Jungen und Mädchen (5-1 bis 5-16)	Hängen Sie die Bildmotive nebeneinander auf (je nach Wetter mit Pullover/langer Hose). Das Kind soll nun beim Anziehen vergleichen, ob es alles richtig gemacht hat. Sie können auch unter die Bilder kleine Klebestreifen hängen, die das Kind abzieht, wenn es sich so weit angezogen hat. So wird gewährleistet, dass es keinen Schritt auslässt. Diese Hinweise gelten für alle Bilderreihen.
Schmutzwäsche (5-17)	Diese Bildkarte hängen Sie gut sichtbar dort auf, wo Ihr Kind die schmutzige Wäsche am Ende eines Tages ablegen soll.
Thermometer (5-18)	Hier können Sie mit einem Folienstift eine bestimmte Temperatur markieren (z. B. eine Temperatur, bis zu der man im Frühling noch eine Jacke tragen muss). Dieses Thermometer hängen Sie dann neben das echte Thermometer. Zeigen Sie Ihrem Kind, wie es die beiden Thermometer vergleichen kann. Wenn das echte Thermometer eine höhere Temperatur anzeigt, kann auf die Jacke verzichtet werden.

6 Körperhygiene

Material	Beschreibung
Bildkarte Körper (6-1, 6-2)	Hängen Sie die Bildkarte in der Dusche auf. Das Kind sieht an den Pfeilen, wo es sich besonders gut waschen soll.
Bildkarten Toilettenpapier benutzen, Hände waschen, Hände abtrocknen (6-3 bis 6-5)	Diese Bildkarten sollen das Kind daran erinnern, was es immer wieder tun muss. Sie sollten deshalb gut sichtbar befestigt werden.
Bilderreihe Morgen-/ Abendroutine (6-6, 6-7, 6-8, 6-9, 6-10, 6-11)	Diese Karten können Sie variabel gestalten – so wie die Routine bei Ihrem Kind ablaufen soll.
Bilderreihe Zähne putzen (6-12 bis 6-21)	vgl. Bilderreihe Anziehen
Bildkarten Schneemann, Sonne (6-22, 6-23)	Diese Bildkarten können an der Wand links und rechts neben den Wasserhähnen befestigt werden, damit das Kind weiß, wo warmes Wasser und wo kaltes Wasser ist. Auch am Herd kann das Sonnen-Symbol Verwendung finden.

7 Essen

→ nur Elternkarte, kein Bildmaterial

8 Schlaf

→ nur Elternkarte, kein Bildmaterial

9 Besitz

→ nur Elternkarte, kein Bildmaterial

10 Zeitgefühl

Material	Beschreibung
Uhr mit verstellbaren Zeigern (10-1)	Schneiden Sie die Uhr und die Zeiger aus und basteln Sie alles zusammen. Hängen Sie die Uhr neben Ihrer Wanduhr auf und stellen Sie ein, wann z. B. das Kind sich für die Schule fertig machen muss. Es kann dann selbst vergleichen, wann es so weit ist.

11 Hyperaktivität und Wut

Material	Beschreibung
Bildkarte Ruheraum (11-1)	Hängen Sie die Bildkarte dort auf, wo sich das Kind hin zurückziehen kann, wenn es Ruhe braucht.

12 Gefühle

Material	Beschreibung
Emotionsbilder (12-1 bis 12-6)	Sie können diese Bildkarten sowohl mit den Gefühle-Spielen verbinden als auch unabhängig davon mit Ihrem Kind verschiedene Gefühle durchsprechen. Außerdem kann das Kind zeigen, wie es ihm geht, wenn es ihm schwerfällt, darüber zu sprechen.

Material-Vorschläge

Natürlich gibt es noch mehr Materialien, die Ihnen und Ihrem Kind den Alltag erleichtern können. Weitere Tipps:

- Klebepunkte/Sticker für Besitztümer des Kindes
- Eieruhr mit lautem Klingeln
- Sanduhr (gratis in der Apotheke)
- Kalender zum Abreißen
- Schilder für Material-Kisten (im ganzen Haus, v. a. im Kinderzimmer)
- Klebeband zur Kennzeichnung von Bereichen (z. B. am Esstisch oder auch in einzelnen Zimmern)
- Beruhigende Musik zum Einschlafen/für den Ruheraum

Auch hier gilt: Seien Sie kreativ! Finden Sie eigene Materialien, die Ihnen im Alltag mit Ihrem Kind weiterhelfen.

4 Anhang

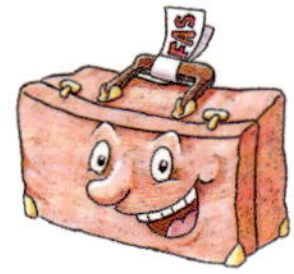

4.1 Literaturverzeichnis

- Abel, E. L. & Sokol, R. J. (1987). Incidence of fetal alcohol syndrome and economic impact of FAS-related anomalies. Drug and Alcohol Dependence, 19 (1), 51-70.
- Alex, K. & Feldmann, R. (2012). Children and adolescents with Fetal Alcohol Syndrome (FAS): Better social and emotional integration after early diagnosis. Klinische Pädiatrie, 22, 66-71.
- Feldmann, R. (2012). Das Fetale Alkoholsyndrom: Diagnostik und Hilfen für Patient und Familie. Pädiatrische Praxis, 79, 439-454.
- Feldmann, R. & Ellinger, K. (2012). FASD in Schule und Beruf. In: Paditz, E. & Ipsiroglu, O. (Hrsg.), FASD 2011 – Facetten eines Syndroms, 133-143. Dresden: Kleanthes-Verlag.
- Feldmann, R., Löser, H. & Weglage, J. (2007). Fetales Alkoholsyndrom (FAS). Monatsschrift Kinderheilkunde, 155 (9), 853-865.
- Fietzek, M. (2011). Evaluation des FAS-Erste-Hilfe-Koffers für Familien mit alkoholgeschädigtem Kind. Wie wirksam sind seine Bestandteile? Unveröffentlichte Diplomarbeit, Westfälische Wilhelms-Universität Münster.
- Jacobson, E. (1934). You must relax. New York: McGraw-Hill Publishing Company.
- Jones, K. L. & Smith, D. W. (1973). Recognition of the fetal alcohol syndrome in early infancy. The Lancet, 302 (7836), 999-1001.
- Kröner-Herwig, B. (1992). Kopfschmerz bei Kindern und Jugendlichen. Kindheit und Entwicklung, 1, 19-26.
- Löffel, H. & Manske, C. (2011). Ein Dino zeigt Gefühle. Köln: Mebes & Noack-Verlag.
- Löser, H. (1995). Alkoholembryopathie und Alkoholeffekte. Stuttgart: Gustav Fischer Verlag.
- May, P. A. & Gossage, J. P. (2001). Estimating the prevalence of fetal alcohol syndrome: A summary. Alcohol Research Health, 25, 159-167.
- Nordhues, P. (2012). Das fetale Alkoholsyndrom: Eine Studie zur Erfassung der Prävalenz bei Pflegekindern. Dissertation zur Erlangung des doctor medicinae der Medizinischen Fakultät der Westfälischen Wilhelms-Universität Münster.
- Olson, H. C., Oti, R., Gelo, J. & Beck, S. (2009). „Family matters": Fetal alcohol spectrum disorders and the family. Developmental Disabilities Research Reviews, 15 (3), 235-249.
- Östberg, M. & Hagekull, B. (2000). A Structural Modeling Approach to the Understanding of Parenting Stress. Journal of Clinical Child Psychology, 29 (4), 615-625.
- Ohm, D. (2000). Progressive Relaxation für Kids. Stuttgart: Trias Verlag.

- Petermann, U. ([20]2018). Die Kapitän-Nemo-Geschichten: Geschichten gegen Angst und Stress. Göttingen: Hogrefe Verlag.
- Petermann, U. ([8]2014). Entspannungstechniken für Kinder und Jugendliche. Ein Praxisbuch. Weinheim: Beltz.
- Petermann, U. & Krummrich, M. Z. (2009). Verhaltenstherapie in der Pädagogik. In: Schneider, S. & Margraf, J. (Hrsg.), Lehrbuch der Verhaltenstherapie. Band 3 (S. 959-974). Heidelberg: Springer.
- Reeker-Lange, C., Aden, P. & Seyffert, S. ([2]2018). Handbuch der progressiven Muskelentspannung für Kinder. Stuttgart: Klett-Cotta-Verlag.
- Reichling, U. & Wolters, D. (1994). Hallo, wie geht es dir? Gefühle ausdrücken lernen. Mülheim an der Ruhr: Verlag an der Ruhr.
- Saile, H. (1996). Zur Indikation von psychologischer Behandlung bei Kindern mit Aktivitäts- und Aufmerksamkeitsstörungen. Kindheit und Entwicklung, 5, 112-117.
- Salbert, U. ([10]2016). Ganzheitliche Entspannungstechniken für Kinder: Bewegungs- und Ruheübungen, Geschichten und Wahrnehmungsspiele aus dem Yoga, dem Autogenen Training und der Progressiven Muskelentspannung. Münster: Ökotopia-Verlag.
- Schmidt, H. (2011). Evaluation des FAS-Erste-Hilfe-Koffers für Familien mit alkoholgeschädigtem Kind. Auswirkung auf Belastung und Alltagsleben der Familien. Unveröffentlichte Diplomarbeit, Westfälische Wilhelms-Universität Münster.
- Seyffert, S. ([7]2006). Komm mit ins Regenbogenland. Phantasiereisen, Entspannungsrätsel und Gute-Nacht-Geschichten. München: Kösel-Verlag.
- Speck, V. ([9]2013). Training progressiver Muskelentspannung für Kinder. Göttingen: Hogrefe Verlag.
- Stiftung zum Wohl des Pflegekindes (Hrsg.) (2001). 1. Jahrbuch des Pflegekinderwesens. Idstein: Schulz-Kirchner Verlag.
- Streissguth, A. P., Barr, H. M. & Sampson, P. D. (1990). Moderate Prenatal Alcohol Exposure: Effects on Child IQ and Learning Problems at Age 7 1/2 Years. Alcoholism: Clinical and Experimental Research, 14 (5), 662-669.
- Tiedtke, S., Feldmann, R. (2011). Augenveränderungen beim Fetalen Alkoholsyndrom. Zeitschrift für Praktische Augenheilkunde, 31, 13-20.

4.2 Weiterführende Literatur

- Daniel, R., Novak, A. & Radler, D. (2010). Schwangerschaft und Alkohol. Konsequenzen einer in utero-Alkoholexposition für das Kind. Sucht, 56 (3-4), 153-165. *Strukturierter Übersichtsartikel über das Störungsbild FAS.*
- Falke, S. & Stein, S. ([2]2018). Ein (Pflege-)Kind mit FASD – und glücklich! Ein pädagogisch-therapeutischer Wegweiser. Idstein: Schulz-Kirchner Verlag. *Ein praxisnaher Wegweiser für alle, die mit Menschen mit FASD zusammen leben und arbeiten.*
- Feldmann, R. (2015). Spuren des Alkohols. Spektrum der Wissenschaft: Gehirn und Geist, 9, 66-71. *Einführung zum FAS/FASD.*
- Feldmann, R., Michalowski, G. & Lepke, K. (Hrsg.) ([2]2014). Perspektiven für Menschen mit Fetalen Alkoholspektrumstörungen (FASD). Idstein: Schulz-Kirchner Verlag. *Tagungsband, Einblicke – Ausblicke, 14. Fachtagung in Erfurt 28.–29.09.2012.*
- Landeck, G., Lepke, K., Michalowski, G. & Weßing, B. (2019). FASD bei Erwachsenen. Eine Orientierungshilfe für Bezugs- und Begleitpersonen von Menschen mit FASD. Idstein: Schulz-Kirchner Verlag. *Ein Ratgeber für den Umgang mit FASD, wenn Betroffene aus dem Kinder- und Jugendalter herausgewachsen sind.*
- Lepke, K., Michalowski, G. & Feldmann, R. (Hrsg.) ([2]2019). FASD: Wenn Liebe allein nicht ausreicht ... Idstein: Schulz-Kirchner Verlag. *Tagungsband, 15. FASD Fachtagung in Ludwigshafen/Rhein 27.–28.09.2013.*
- Menger, B. (2017). Solange ich noch Hoffnung habe. FAScetten eines Lebens. Idstein: Schulz-Kirchner Verlag. *Erfahrungsbericht einer Pflegemutter, die ihr Pflegekind mit FASD vom Baby- bis ins Erwachsenenalter begleitet hat.*
- Michalowski, G. & Lepke, K., FASD Deutschland e. V. (Hrsg.) (2018). FASD – unberechenbar?!. Idstein: Schulz-Kirchner Verlag. *Tagungsband, 19. FASD-Fachtagung in Hamburg 29.–30.09.2017.*
- Michalowski, G. & Lepke, K., FASD Deutschland e. V. (Hrsg.) (2017). FASD – Resignation? Motivation! Idstein: Schulz-Kirchner Verlag. *Tagungsband, 18. FASD-Fachtagung in Würzburg 23.–24.09.2016.*
- Michalowski, G. & Lepke, K., FASD Deutschland e. V. (Hrsg.) (2016). FASD – eine Herausforderung. Idstein: Schulz-Kirchner Verlag. *Tagungsband, 17. FASD-Fachtagung in Osnabrück 25.–26.09.2015.*
- Michalowski, G. & Lepke, K. (Hrsg.) (2015). Leit(d)pfade durch das Leben. Idstein: Schulz-Kirchner Verlag. *Tagungsband, 16. FASD-Fachtagung in Dresden 26.–27.09.2014.*

- Paditz, E. & Ipsiroglu, O. (2012). FASD 2011. Facetten eines Syndroms. 13. Fachtagung in Neumünster 23.-24.9.2011. Dresden: Kleanthes. *Ein breites Spektrum an Beiträgen (medizinisch, politisch) zum Thema FAS, die auf der 13. FASD-Fachtagung in Neumünster vorgetragen wurden.*
- Röger, B. (2009). Finanzielle Hilfen für Kinder und Jugendliche mit Behinderung – Zuschüsse, Vergünstigungen, Erleichterungen kennen und voll ausschöpfen, mit den unterschiedlichen finanziellen Hilfen in den einzelnen Bundesländern. Regensburg: Walhalla Verlag. *Diese Broschüre liefert Informationen zu finanziellen Unterstützungsmöglichkeiten und Entlastungen für Eltern von Kindern und Jugendlichen mit Behinderung.*
- Schlachtberger, A. ([2]2019). FASD und Schule. Eine Handreichung zum Umgang mit Schülern mit Fetaler Alkoholspektrumstörung. Idstein: Schulz-Kirchner Verlag. *Das Buch gibt Anregungen und Tipps zum Umgang mit betroffenen Schülern in Unterricht und Schule.*
- Schmidt, H. & Fietzek M. (2012). Der „FAS-Erste Hilfe-Koffer" – Instrument zur Erleichterung des Alltagslebens mit einem Alkoholgeschädigten Kind. In: Paditz, E. & Ipsiroglu, O. (Hrsg.), FASD 2011 – Facetten eines Syndroms, 126-132. Dresden: Kleanthes-Verlag. *Dieser Artikel enthält eine Kurzvorstellung über die Entwicklung und Evaluation des FAS-Erste-Hilfe-Koffers. In diesem Werk zur FASD-Jahrestagung 2011 sind weitere spannende Beiträge zum Thema FAS u finden.*
- Thomsen, A., Michalowski, G., Landeck, G. & Lepke, K. ([3]2018). FASD – Fetale Alkoholspektrumstörungen. Idstein: Schulz-Kirchner Verlag. *Übersichtlicher Ratgeber für Menschen im Umgang mit FASD. Hier finden Sie Informationen zum Störungsbild, zu langfristigen Folgen und Unterstützungsmöglichkeiten.*

4.3 Weiterführende Informationen

4.3.1 Internetadressen

- http:/www.behinderte-kinder.de
  Hier finden Sie unter anderem sozialrechtliche Beratung.

- http://www.bvkm.de
  Internetseite des Bundesverbandes für körper- und mehrfachbehinderte Menschen. Hier erhalten Sie informative Broschüren zum Themenkreis Behinderung.

- http://www.fetales-alkoholsyndrom.de
  Hier bekommen Sie ausführliche Hintergrundinformationen zum Störungsbild FAS, historische und aktuelle Forschungsergebnisse des Universitätsklinikums Münster sowie viele weitere interessante Fakten zum Thema „Fetales Alkoholsyndrom".

- http://www.fasd-deutschland.de
  Internetseite des Selbsthilfe-Vereins, der sich mit dem Thema FAS auseinandersetzt, ein Zusammenschluss von Adoptiveltern, Pflegeeltern, leiblichen Eltern und anderen an FAS interessierten Personen. Hier gibt es vielfältige Hintergrundinformationen, Kontakte, aktuelle Termine, ein Forum für betroffene Eltern etc.

- http://www.gesetze-im-internet.de
  Verordnungen und Gesetze des Bundesjustizministeriums, auch für den Themenkreis Behinderung.

- http://www.pb-lebenshilfe.de
  Internetseite der Lebenshilfe. Hier finden Sie Informationen zum „Persönlichen Budget".

- http://www.pfad-bv.de
  Internetseite des Bundesverbandes der Pflege- und Adoptiveltern.

- https://www.awmf.org/leitlinien/detail/ll/022-025.html
  Internetseite der AWMF.

4.3.2 Anlaufstellen für Diagnostik und Beratung, Selbsthilfegruppen

(Stand: April 2019)

Diagnostik und Beratung

Ort	Klinik / Praxis / AnsprechpartnerIn	Kontakt
Berlin	FASD-Zentrum Charité Berlin Hr. Prof. Dr. med. Hans-Ludwig Spohr, Fr. Heike Wolter	fasd-zentrum@charite.de
Berlin	Evangelischer Verein Sonnenhof FASD-Fachzentrum, Berlin Fr. Dipl.-Psych. Gela Becker	sonnenhof-ev@t-online.de
Essen	SPZ, Elisabeth Krankenhaus Essen Fr. Dr. med. Antje Erencin	spz@contilia.de
Flensburg	Universität Flensburg und Evangelisches Krankenhaus Königin Elisabeth Herzberge, Berlin-Lichtenberg Fr. Dipl.-Psych. Jessica Wagner	Jessica-Christine.Wagner@uni-flensburg.de
Leipzig	SPZ Leipzig; FHLE e.V. Fr. Dr. med. Heike Hoff-Emden	heike.hoff-emden@fhle.de
München	Kinderklinik und Kinderpoliklinik im Dr. von Haunerschen Kinderspital der Universität München (LMU), integriertes Sozialpädiatrisches Zentrum (iSPZ Hauner) (www.ispz-hauner.de), Ambulanz für Risikokinder mit **T**oxin**E**xposition in der **S**chwanger**S**chaft (TESS) Fr. Dr. med. Dipl.-Psych. Mirjam N. Landgraf	mirjam.landgraf@med.uni-muenchen.de
München	Heckscher Klinikum München (Kinder- und Jugendpsychiatrie, Psychosomatik und Psychotherapie) Hr. Dr. med. Martin Sobanski	martin.sobanski@heckscher-klinik.de
Walstedde	FASD-Ambulanz Walstedde Hr. Dr. rer. med. Dipl.-Psych. Reinhold Feldmann	info@tagesklinik-walstedde.de

Für den Erfahrungsaustausch mit anderen Familien, (Pflege-)Eltern und betroffenen Kindern und Jugendlichen empfehlen wir, den Verein FASD Deutschland e.V. zu kontaktieren, um die aktuellen Ansprechpartner zu erfragen.